46 Recettes pour Résoudre vos Problèmes de Constipation:

Améliorez votre Digestion en Choisissant Intelligemment vos Aliments et en Organisant Mieux vos Repas

Par

Joe Correa CSN

DROITS D'AUTEURS

Cette publication est conçue pour apporter des informations exactes et faisant autorité dans le domaine traité. Nous informons le lecteur que ni l'éditeur ni l'auteur n'ont de compétences à délivrer des conseils médicaux. Si vous avez besoin d'assistance ou de conseils médicaux, consultez votre médecin. Ce livre doit être considéré comme un guide et il ne devrait, en aucune manière, être utilisé au détriment de votre santé. Demandez l'avis de votre médecin avant de commencer ce programme nutritionnel pour vous assurer qu'il vous convient.

REMERCIEMENTS

Ce livre est dédié à mes amis et aux membres de ma famille qui ont soufferts de maladies bégnines ou plus graves, afin qu'ils puissent trouver une solution et faire les changements nécessaires dans leur mode de vie.

46 Recettes pour Résoudre vos Problèmes de Constipation:

Améliorez votre Digestion en Choisissant Intelligemment vos Aliments et en Organisant Mieux vos Repas

Par

Joe Correa CSN

SOMMAIRE

À PROPOS DE L'AUTEUR

Après des années de recherches, je crois sincèrement aux effets positifs qu'une alimentation appropriée peut avoir sur le corps et l'esprit. Mes connaissances et mon expérience, que j'ai partagées avec ma famille et mes amis, m'ont aidé à améliorer ma santé tout au long de ma vie. Je suis persuadé que plus vous en saurez sur la manière de manger et boire sainement, plus vous souhaiterez changer votre mode de vie et votre alimentation.

La nutrition est un élément clé pour être en bonne santé et vivre plus longtemps, alors commençons dès aujourd'hui. Le premier pas est le plus important, il est aussi le plus symbolique.

INTRODUCTION

46 Recettes pour Résoudre vos Problèmes de Constipation : Améliorez votre Digestion en Choisissant Intelligemment vos Aliments et en Organisant Mieux vos Repas

Par Joe Correa CSN

La constipation est un problème très répandu à travers le monde et dont tout le monde souffre de temps à autres. Environ 42 millions de personnes ont des soucis de constipation. Nos habitudes à ce sujet diffèrent totalement. Alors que, pour certains, aller à la selle une ou deux fois par semaine est complètement normal, l'idéal serait d'y aller au moins une fois par jour.

Les symptômes les plus communs de la constipation sont les crampes d'estomac, l'incapacité à vider les intestins, ou des selles extrêmement dures. Cela peut entraîner des effets physiologiques comme la perte d'appétit ou encore l'anxiété.

La constipation, qui peut être très gênante, voire douloureuse, est causée par des mouvements irréguliers des intestins ou une alimentation déséquilibrée. Les raisons pour lesquelles les gens sont constipés sont extrêmement variées : une condition physique différente, des problèmes du système digestif, certains médicaments, ou une mauvaise alimentation. Cependant, ce que nous mangeons est la raison principale pour laquelle nous pouvons souffrir de ce problème.

Vous avez de nombreuses options pour prévenir et éliminer la constipation. Ce livre propose un grand nombre de plats équilibrés pour soulager la constipation. Cette collection de délicieuses recettes s'appuie sur des aliments riches en fibres et autres nutriments bons pour votre santé. Elles sont également faciles à préparer et vous pourrez rapidement voir le résultat !

Ce livre vous suggère des idées intéressantes pour rendre votre table totalement irrésistible. En ajoutant suffisamment de fibres et autres ingrédients spécifiques à votre alimentation, vous pouvez réduire, voire guérir votre constipation en seulement quelques jours. Cela semble incroyable ? Et bien, je vous mets au défi d'essayer pendant quelques jours, et de voir par vous-même !

Si ce livre contient beaucoup de "super aliments contre la constipation", il peut aussi vous aider à améliorer votre état de santé général.

46 RECETTES POUR RÉSOUDRE VOS PROBLÈMES DE CONSTIPATION : AMÉLIOREZ VOTRE DIGESTION EN CHOISISSANT INTELLIGEMMENT VOS ALIMENTS ET EN ORGANISANT MIEUX VOS REPAS

1. Ragoût de Venaison aux Prunes

Ingrédients :

600 gr d'épaule de gibier, coupés en cubes.

1 tasse de crème

2 ½ tasses de bouillon de bœuf

½ cuillère à café de poivre noir fraîchement moulu

1 cuillère à café de sel

5 cuillères à soupe d'huile végétale

4 gros oignons, finement hachés,

200 gr de prunes, en tranche

2 cuillères à soupe de mûres fraîches

1 tasse de vinaigre de vin rouge

½ tasse de crème fouettée

1 feuille de laurier

Préparation :

Dans un bol, mélangez le vinaigre, le laurier et les mûres. Versez le mélange sur les prunes et réservez pendant 30 minutes.

Faites chauffer l'huile à feu moyen-vif. Ajoutez le gibier en morceaux et faites cuire brièvement, 5-6 minutes. Puis, ajoutez les oignons émincés et continuez à cuire jusqu'à ce qu'ils deviennent translucides. Assaisonnez avec du sel et du poivre et ajoutez progressivement ½ tasse de bouillon de bœuf, en remuant constamment.

Lorsque la viande est cuite à moitié, ajoutez les prunes et le mélange à base de vinaigre. Réduisez le feu au minimum et laissez mijoter 45 minutes.

Versez la crème et la crème fouettée et servez chaud.

Valeur nutritionnelle par portion : Kcal : 380, Protéines : 49g, Glucides : 38g, Lipides : 26g

2. Omelette de Riz aux Oignons Verts

Ingrédients :

4 cuillères à soupe d'huile d'olive

3 œufs entiers

1 tasse de riz

4 gros oignons verts, émincés

½ cuillère à café de poivre noir fraîchement moulu

1 cuillère à café de sel

Préparation :

Commencez par faire cuire le riz. Utilisez les instructions sur le paquet ou mélangez simplement une tasse de riz à trois tasses d'eau. Portez à ébullition et mélangez bien. Réduisez le feu au minimum et laissez cuire jusqu'à évaporation complète de l'eau. Retirez du feu et laissez refroidir. Mettez dans un plat.

Faites chauffer l'huile dans une grande poêle à feu moyen-vif. Battez les œufs dans un bol et assaisonnez avec une pincée de sel. Versez les œufs dans la poêle et laissez frire pendant 2 minutes. Retournez et laissez cuire encore une minute. Retirez du feu et coupez les œufs en tranches de 1cm d'épaisseur. Mettez sur le plat avec le riz. Ajoutez un peu plus de sel et poivre et mélangez bien.

Recouvrez d'oignons émincés et servez.

Valeur nutritionnelle par portion : Kcal : 245, Protéines : 18g, Glucides : 40g, Lipides : 22g

3. Galettes de Légumes

Ingrédients :

200 gr de carottes, tranchées

100 gr de chou-fleur, émincé

200 gr de brocolis, émincés

200 gr de chou frisé, émincé

1 œuf

100 gr de chapelure

½ tasse de farine

2 cuillères à soupe d'huile d'olive

1 cuillère à café de sel

Pour la sauce :

½ tasse de yaourt liquide

½ tasse de mayonnaise allégée

¼ tasse de sauce tomate sans sucre

Préparation :

Mettez les légumes coupés dans une marmite profonde. Couvrez avec de l'eau et ajoutez une cuillère à café de sel. Laissez cuire jusqu'à ce qu'ils soient tendres. Retirez du feu et égouttez. Laissez refroidir un instant et mettez dans un mixeur. Battez pour mélanger et mettez dans un saladier.

Intégrez un œuf et la farine. En utilisant vos mains, façonnez en galettes de 2,5cm d'épaisseur Trempez chaque galette dans la chapelure.

Faites chauffer l'huile dans une grande poêle. Faites frire chaque galette 3-4 minutes de chaque côté et mettez dans un plat.

Préparez la sauce en mélangeant le yaourt, la mayonnaise et la sauce tomate. Laissez reposer un instant et servez.

Valeur nutritionnelle par portion : Kcal : 276, Protéines : 39g, Glucides : 41g, Lipides : 30g

4. Orecchiette aux Brocolis

Ingrédients :

1 paquet (300gr) d'orecchiette

500 gr de brocolis, hachés

100 gr de filets de blancs de poulet, en lamelles

1 gros oignon, pelé et finement haché

200 gr de têtes de champignons, tranchées

2 gousses d'ail, écrasées

½ tasse de crème

3 cuillère à soupe d'huile d'olive extra vierge

1 cuillère à café de sel

½ cuillère à café de poivre

2 cuillères à soupe de parmesan râpé

Préparation :

Faites chauffer l'huile d'olive dans une grande casserole. Ajoutez les oignons hachés et faites frire jusqu'à ce qu'ils deviennent translucides. Puis, ajoutez les blancs de poulet et continuez à cuire 3-4 minutes, en remuant constamment. Ensuite, ajoutez l'ail et les têtes de champignon et remuez bien. Laissez cuire jusqu'à évaporation du liquide et intégrez la crème, le sel, le poivre et les brocolis hachés. Si le mélange est trop épais, vous pouvez ajouter ¼ de tasse de bouillon de légumes. Réduisez le feu, couvrez et laissez mijoter encore 5 minutes.

Suivez les instructions sur le paquet pour faire cuire les orecchiette. Egouttez et mélangez à la sauce aux brocolis. Servez chaud.

Valeur nutritionnelle par portion : Kcal : 518, Protéines : 48g, Glucides : 53g, Lipides : 24g

5. Ragoût de Dinde et Risotto aux Céleris

Ingrédients :

500 gr de blancs de dinde, coupés en cube

200 gr de riz long grain

1 oignon de taille moyenne, pelé et finement haché

2 cuillères à soupe de beurre fondu

50 gr de racines de céleri, tranchées

1 cuillère à café de noix de muscade, moulue

¼ de tasse de jus de pomme

Une poignée de persil frais

1 cuillère à café de sel de mer

½ cuillère à café de poivre noir fraîchement moulu

Préparation :

Mélangez l'huile et le beurre dans une grande poêle. Faites chauffer à feu moyen-vif et ajouter les oignons et les racines de céleri. Faites frire brièvement, 3-4 minutes et intégrez les blancs de dinde. Laissez cuire en ajoutant ¼ de tasse d'eau en une seule fois. Puis, ajoutez le jus de pomme, le persil frais et la noix de muscade moulue.

Mélangez bien et portez brièvement à ébullition. Retirez du feu.

Pendant ce temps, faites cuire le riz. Suivez les instructions sur le paquet ou mettez simplement le riz dans une casserole profonde et ajoutez quatre tasses d'eau. Cuisez à feu moyen jusqu'à ce que l'eau se soit évaporée. Remuez de temps en temps.

Mélangez le riz avec la sauce aux blancs de dinde et servez chaud. Vous pouvez décorer avec du persil frais, mais c'est optionnel.

Valeur nutritionnelle par portion : Kcal : 413, Protéines : 31g, Glucides : 39g, Lipides : 20g

6. Epinards Chinois au Gingembre

Ingrédients :

400 gr d'épinards

1 cuillère à soupe de graines de sésames

1 cuillère à café de gingembre, râpé

2 cuillères à soupe de jus de citron fraîchement pressé

¼ tasse d'eau

2 cuillères à soupe d'huile d'olive

1 cuillère à café d'huile de sésame

½ cuillère à café de sel

Préparation :

Lavez et nettoyez les feuilles d'épinard. Hachez-les grossièrement et réservez.

Faites chauffer l'huile d'olive dans un grand wok. Ajoutez les épinards hachés et couvrez. Laissez cuire 10 minutes, découvrez et ajoutez le gingembre, le jus de citron, les graines de sésame et l'eau. Laissez cuire de nouveau pendant 5 minutes.

Retirez du feu et servez.

Valeur nutritionnelle par portion : Kcal : 209, Protéines : 5g, Glucides : 19g, Lipides : 14g

7. Blancs de Dinde à l'Ail et aux Brocolis

Ingrédients :

500 gr de blancs de dinde, coupés en lamelles de 2,5cm de largeur

1 cuillère à soupe de poivre de Cayenne

5 cuillères à soupe d'huile végétale

2 grosses carottes, en rondelles

500 gr de brocolis, coupés

2 gousses d'ail, écrasées

4 cuillères à soupe d'huile d'olive extra vierge

Préparation :

Mélangez les cinq cuillères à soupe d'huile végétale avec une cuillère à soupe de poivre de Cayenne. Avec un pinceau, répartissez la préparation sur les blancs de dinde. Réservez au réfrigérateur pendant 30 minutes.

Pendant ce temps, mettez les rondelles de carottes dans un récipient d'eau bouillante. Ajoutez une cuillère à café de sel et laissez cuire 10 minutes. Puis, ajoutez les brocolis et continuez à cuire jusqu'à ce qu'ils soient tendres. Retirez du feu et égouttez.

Faites chauffer l'huile d'olive dans une grande casserole et ajoutez l'ail, les carottes et les brocolis. Laissez mijoter à feu doux 5-6 minutes puis ajoutez les blancs de dinde. Laissez mijoter encore 20 minutes.

Retirez du feu et servez.

Valeur nutritionnelle par portion : Kcal : 175, Protéines : 29g, Lipides : 8.6g, Glucides : 22g

8. Salade de haricots Rouges aux Œufs

Ingrédients :

1 œuf entier, dur

1 tasse de laitue, finement hachée

½ tasse de haricots verts, cuits

½ tasse de haricots rouges, cuits

4 tomates cerises, coupées en deux

1 cuillère à café de piment moulu

Quelques olives noires, en rondelles

3 cuillères à soupe d'huile d'olive extra vierge

½ cuillère à café de sel

1 cuillère à soupe de jus de citron frais

Préparation :

Commencez par faire cuire l'œuf. Placez-le dans une casserole avec juste assez d'eau pour le recouvrir. Portez à ébullition et laissez cuire 10 minutes. Vous pouvez utiliser un minuteur. Après 10 minutes, égouttez et mettez l'œuf sous l'eau froide. Enlevez la coquille et coupez en tranches.

Pendant ce temps, mélangez les autres ingrédients dans un saladier. Ajoutez l'huile d'olive, le jus de citron frais et le sel. Mélangez bien. Recouvrez avec les tranches d'œuf et servez.

Pour éviter que la salade ne se décolore si vous avez des restes, couvrez-là avec du film alimentaire. Conservez au frais.

Valeur nutritionnelle par portion : Kcal : 191 Protéines : 45g, Glucides : 50g, Lipides : 19.8g

9. Salade de Haricots Verts et Radis à l'Huile d'Olive

Ingrédients :

500 gr de haricots verts

200 gr de radis, en rondelles

150 gr de tomates cerises, coupées en deux

Cuillère à café de sel

Pour la sauce :

4 cuillères à soupe d'huile d'olive extra vierge

1 cuillère à café de menthe fraîche, finement hachée

2 oignons verts, émincés

2 cuillères à café de jus de citron fraîchement pressé

½ cuillère à café de sel

Préparation :

Lavez et nettoyez les haricots et mettez-les dans un récipient profond. Recouvrez d'eau et ajoutez une cuillère à café de sel. Faites cuire 15-20 minutes. Retirez du feu et égouttez. Laissez refroidir un instant et placez dans un saladier. Ajoutez les tomates cerises coupées en deux et les rondelles de radis. Mélangez.

Dans un autre bol, mélangez tous les ingrédients pour la sauce. Versez sur la salade et servez froid.

Valeur nutritionnelle par portion : Kcal : 200, Protéines : 1.1g, Glucides : 36g, Lipides : 27g

10. Curry de Poulet Asiatique aux Prunes

Ingrédients :

500 gr de filets de poulet, désossés et sans peau

2 gros poivrons rouges

1 petit poivron vert

1 tasse de jus d'orange fraîchement pressé

4 prunes, dénoyautées

1 tasse de bouillon de poulet

1 cuillère à soupe de curry moulu

1 cuillère à café de sel

Une pincée de poivre noir fraîchement moulu

4 cuillère à soupe d'huile végétale

Préparation :

Assaisonnez la viande avec du sel et versez le jus d'orange dessus. Ajoutez les prunes et laissez mariner 30 minutes. Retirez la viande de la marinade et coupez en cubes.

Faites chauffer l'huile dans un grand wok et ajoutez les blancs de poulet. Faites frire 3-4 minutes et ajoutez les poivrons coupés, le curry, le poivre et laissez cuire encore deux minutes.

Puis, ajoutez le bouillon de poulet et portez à ébullition. Réduisez le feu et laissez mijoter 30 minutes.

Servez chaud.

Valeur nutritionnelle par portion : Kcal : 496, Protéines : 38g, Glucides : 40.5g, Lipides : 26g

11. Salade de Roquettes au Parmesan

Ingrédients :

300 gr de roquette fraîche, déchiquetée

100 gr de parmesan râpé

Pour la sauce :

¼ tasse d'huile d'olive extra vierge

2 cuillères à soupe de vinaigre de cidre

1 cuillère à soupe de jus d'orange fraîchement pressé

1 cuillère à café de moutarde de Dijon

1 cuillère à soupe de crème

Préparation :

Mélangez tous les ingrédients pour la sauce jusqu'à ce qu'ils soient bien intégrés. Laissez refroidir 30 minutes au réfrigérateur.

Mettez la roquette dans un saladier. Ajoutez le parmesan et mélangez.

Arrosez avec la sauce et servez froid.

Cette salade est encore meilleure après avoir reposé une nuit au réfrigérateur, mais c'est optionnel.

Valeur nutritionnelle par portion : Kcal : 176, Protéines : 18g, Glucides : 21g, Lipides : 19g

12. Wraps de Légumes Frais au Yaourt Grec

Ingrédients :

500 gr de blancs de poulet, désossé et sans peau

2 tasse de bouillon de poulet

1 tasse de yaourt grec allégé

1 tasse de persil frais, haché

½ cuillère à café de sel de mer

Une pincée de poivre moulu

4 tasses de laitue coupée

1 tasse de tomates coupées en dés

½ tasse d'oignons, en rondelles

1 paquet de tortillas au blé complet

Préparation :

Mélangez le bouillon de poulet et la viande dans une casserole à feu moyen. Couvrez et portez à ébullition. Puis, laissez mijoter 10-15 minutes à feu moyen. Retirez du feu et égouttez. Laissez refroidir un instant.

Coupez la viande en cubes. Puis, dans un saladier, mélangez le yaourt grec, la viande de poulet, le persil, le sel et le poivre. Mélangez délicatement jusqu'à ce que le poulet soit bien imprégné.

Répartissez cette préparation sur les tortillas et recouvrez de laitue, tomate et oignons. Roulez et servez.

Valeur nutritionnelle par portion : Kcal : 167, Protéines : 21.5g, Glucides : 14.5g, Lipides : 5g

13. Hamburger de Lentilles à l'Ail

Ingrédients :

2 tasses de lentilles, précuites

3 gousses d'ail, émincées

½ tasse de chapelure

¼ de tasse de parmesan allégé (de préférence fraîchement râpé)

1 œuf, battu

2 tasses d'eau

½ tasse de farine de riz

Sel et poivre pour le goût

Préparation :

Dans un petit saladier, écrasez les lentilles à l'aide d'une fourchette, puis mélangez-les avec l'ail, la chapelure et le fromage. Façonnez des galettes et réservez. Versez l'œuf et l'eau dans un bol ; la farine, le sel et le poivre dans un autre.

Plongez chaque galette dans la préparation à base de farine, puis dans l'œuf, puis, encore une fois, dans la farine. Faites chauffer l'huile dans une poêle à feu moyen-vif. Faites frire les galettes jusqu'à ce qu'elles dorent, environ 2-3 minutes de chaque côté.

Servez sur du pain chaud ou dans une pita avec de la coriandre, du yaourt, des oignons, des tomates, et tout ce qui peut être à votre goût – mais c'est en option !

Valeur nutritionnelle par portion : Kcal : 195, Protéines : 19.8g, Glucides : 16.1g, Lipides : 6.7g

14. Poulet Crémeux d'Hiver

Ingrédients :

500 gr de poulet désossé, coupé en morceaux

1 ½ tasse de bouillon de poulet

½ tasse d'oignons émincés

½ tasse de riz complet

½ tasse de fromage frais allégé (type "cottage")

3 cuillères à soupe de yaourt grec allégé

Une pincée de sel

½ cuillère à café de basilique

¼ cuillère à café d'origan

¼ cuillère à café de thym, écrasé

Une pincée d'ail en poudre

Une pincée de poivre

Préparation :

Mélangez le poulet et les oignons dans une poêle et faites revenir à feu moyen-vif jusqu'à ce que le poulet soit cuit. Cela devrait prendre environ 20-30 minutes.

Mettez le poulet et les oignons dans un saladier et ajoutez le bouillon de poulet, le riz complet cru, le basilique, le sel, l'origan, le thym, l'ail, le poivre et le fromage frais. Mélangez jusqu'à ce que tous les ingrédients soient bien intégrés.

Placez cette préparation dans un plat pour le four que vous pouvez couvrir, sans le graisser.

Préchauffez le four à 180°C. Laissez cuire couvert pendant une trentaine de minute, jusqu'à ce que le riz soit cuit, en remuant de temps en temps pendant la cuisson.

Enlevez le couvercle et recouvrez de yaourt grec.

Laissez cuire découvert 5 minutes environ, jusqu'à ce que le yaourt ait fondu. Décorez de persil et servez.

Valeur nutritionnelle par portion : Kcal : 198, Protéines : 23.5g, Glucides : 16g, Lipides : 5g

15. Patates Douces aux Champignons

Ingrédients :

1 grosse patate douce

1 tasse de têtes de champignons frais

1 tasse de fromage frais allégé (type "cottage")

3 blancs d'œufs

¾ de tasse de graines de chia

¾ de tasse de riz long grain

¾ de tasse de chapelure

1 cuillère à soupe d'estragon

1 cuillère à café de persil

1 cuillère à café d'ail en poudre

1 tasse d'épinards hachés

Préparation :

Versez une tasse d'eau dans une petite casserole. Portez à ébullition et faites cuire le riz jusqu'à ce qu'il soit un peu collant. Cela devrait prendre une dizaine de minutes.

En même temps, faites cuire les graines de chia dans une autre casserole, jusqu'à ce qu'elles soient tendres. Coupez finement les champignons. Rincez bien les épinards.

Mélangez tous les ingrédients ensemble dans un saladier. Laissez refroidir au réfrigérateur 15 à 30 minutes. Sortez du réfrigérateur et formez des galettes

Assurez-vous que le plan de travail soit propre et graissé avant de façonner les galettes afin qu'elles n'adhèrent pas. Faites frire chaque galette à feu moyen, environ 5 minutes de chaque côté.

Valeur nutritionnelle par portion : Kcal : 186, Protéines : 22g, Glucides : 19g, Lipides : 5.8g

16. Salade de Potiron Doux aux Amandes

Ingrédients :

1 tasse de potiron haché

1 tasse de roquette

3 cuillères à soupe d'amandes hachées

1 cuillère à café de romarin séché

½ cuillère à café de thym séché

Huile d'olive

Préparation :

Préchauffez le four à 180°C. Graissez une plaque avec de l'huile d'olive. Etalez le potiron et saupoudrez de romarin et de thym.

Laissez cuire 30 minutes environ.

Sortez du four et laissez refroidir un instant.

Pendant ce temps, mélangez les autres ingrédients dans un bol, ajoutez le potiron, et un peu plus d'huile d'olive. Servez.

Valeur nutritionnelle par portion : Kcal : 180, Protéines : 4g, Glucides : 28g, Lipides : 2.1g

17. Quinoa aux Noisettes et aux Cranberries

Ingrédients :

1 tasse de quinoa, cuit

3 cuillères à soupe de noisettes, grillées

½ tasse de persil frais

1 petit oignon, pelé et émincé

2 gousses d'ail

Une pincée de sel

5 cuillères à soupe d'huile d'olive

1 tasse de têtes de champignons, tranchés

¼ tasse de cranberries, séchées

Préparation :

Mélangez les noisettes, le persil, le sel et 3 cuillères à soupe d'huile d'olive dans un mixeur.

Mixer pendant 30 secondes.

Faites chauffer le reste d'huile dans une grande poêle. Ajoutez les oignons émincés et l'ail. Mélangez bien et faites frire pendant plusieurs minutes, jusqu'à ce que le mélange soit bien doré.

Ajoutez le quinoa cuit, les têtes de champignons et mélangez bien. Laissez cuire 5 minutes supplémentaires, jusqu'à ce que l'eau s'évapore. Retirez du feu et mettez dans un bol. Ajoutez le mélange à base de noisettes et le ¼ de tasse de cranberries.

Mélangez bien et servez chaud.

Valeur nutritionnelle par portion : Kcal : 160, Protéines : 17g, Glucides : 31g, Lipides : 12g

18. Ragoût de Lentilles au Curcuma

Ingrédients :

280 gr de lentilles

1 cuillère à soupe d'huile de colza

1 carotte de taille moyenne, pelée et coupée en rondelles

1 petite tomate, pelée et coupée en morceaux

1 feuille de laurier

¼ tasse de persil, finement haché

½ cuillère à soupe de curcuma en poudre

Une pincée de sel

Préparation :

Faites fondre un peu de beurre dans une poêle de taille moyenne. Ajoutez les rondelles de carottes, les tomates coupées et le persil. Mélangez bien et faites frire pendant 5 minutes environ.

Ajoutez les lentilles, la feuille de laurier, un peu de sel et le curcuma en poudre. Ajoutez 4 tasses d'eau et portez à ébullition. Réduisez le feu, couvrez et laissez mijoter jusqu'à ce que les lentilles soient tendres.

Saupoudrez de persil avant de servir.

Valeur nutritionnelle par portion : Kcal : 313, Protéines : 36g, Glucides : 42g, Lipides : 28g

19. Mozzarella Tricolore Crémeuse pour le Petit-Déjeuner

Ingrédients :

2 grosses tomates, tranchées

100 gr de mozzarella, tranchée

1 avocat de taille moyenne, coupé en deux et dénoyauté

3 cuillères à soupe d'huile d'olive extra vierge

½ cuillère à café de sel

1 cuillère à café de vinaigre de cidre

½ cuillère à café de thym séché, en poudre

½ cuillère à café de Stévia

Préparation :

Lavez et coupez les tomates. Mettez-les dans un plat.

Coupez les avocats en deux et retirez le noyau. Tranchez-le finement et placez une couche par-dessus les tomates. Recouvrez de mozzarella.

Dans un bol, mélangez l'huile d'olive, le vinaigre de cidre, le thym, le sel et le Stévia. Arrosez la salade avec cette sauce et servez.

Valeur nutritionnelle par portion : Kcal : 340 Protéines : 16.5g, Glucides : 5.8g, Lipides : 31g

20. Fraises Chaudes aux Copeaux de Coco

Ingrédients :

¼ de tasse de copeaux de coco, légèrement grillés

1 tasse de lait d'amande (vous pouvez utiliser du lait d'amande à la coco pour plus de saveur)

1 cuillère à soupe de graines de chia

1 cuillère à soupe d'amandes, émincées

1 cuillère à soupe d'huile de coco

1 cuillère à café d'extrait de fraise, sans sucre

½ cuillère à café de Stévia

Préparation :

Préchauffez le four à 180°C. Mettez du papier cuisson sur une plaque et graissez-le d'huile de coco fondue.

Versez les copeaux de coco sur la plaque et toastez pendant 10-15 minutes. Sortez du four et placez dans un bol.

Ajoutez le lait d'amande, les amandes émincées, les graines de chia, l'extrait de fraise et le Stévia. Mélangez bien et servez chaud.

Valeur nutritionnelle par portion : Kcal : 175, Protéines : 3.1g, Glucides : 8.6g, Lipides : 19g

21. Courgettes au Four avec du Gorgonzola

Ingrédients :

1 courgette de taille moyenne, tranchée dans le sens de la longueur

2 gros œufs

¼ de tasse de lait d'amande

½ tasse de farine d'amande

2 gousses d'ail, écrasées

1 cuillère à café d'origan séché, en poudre

½ tasse de gorgonzola

1 cuillère à café de sel

½ cuillère à café de poivre

¼ tasse d'huile d'olive extra vierge

Préparation :

Préchauffez le four à 180°C. Graissez une plaque avec de l'huile d'olive et mettez de côté.

Mélangez le reste de l'huile avec l'ail écrasé, l'origan et le poivre. Réservez.

Coupez la courgette dans le sens de la longueur et salez légèrement. Réservez pendant 5-7 minutes. Rincez et séchez bien. Placez une seule couche de courgette sur la plaque. Avec un pinceau, répartissez la préparation à base d'huile d'olive sur la courgette et laissez cuire 20 minutes.

Pendant ce temps, mélangez les œufs, le lait d'amande et la farine d'amande. Mixer bien au batteur électrique jusqu'à ce que les ingrédients soient bien incorporés. Versez ce mélange sur la courgette et continuez à cuire 5 minutes de plus.

Mettez le gorgonzola au micro-ondes pendant 2 minutes. Répartissez sur la courgette et servez chaud.

Valeur nutritionnelle par portion : Kcal : 340, Protéines : 19g, Glucides : 7.3g, Lipides : 35g

22. Shiitakes à l'Ail à la Casserole

Ingrédients :

500 gr de champignons Shiitake, entiers

6 œufs

2 oignon moyen, pelé

3 gousses d'ail, écrasées

¼ de tasse d'huile d'olive

½ cuillère à café de sel

Une pincé de poivre noir fraîchement moulu

Préparation :

Préchauffez le four à 180°C. Graissez un grand plat avec 2 cuillères à soupe d'huile d'olive. Mettez les champignons dedans et laissez cuire 10-12 minutes. Sortez du four et laissez refroidir un instant. Baissez la température du four à 100°C.

Pendant ce temps, pelez et émincez les oignons finement. Séparez le blanc des jaunes d'œufs. Coupez les Shiitakés en tranches de 1cm d'épaisseur et mettez-les dans un bol. Ajoutez les oignons émincés, l'huile d'olive, les blancs d'œufs, l'ail écrasé, le sel et le poivre. Mélangez bien.

Versez cette préparation dans le plat et laissez cuire encore 15-20 minutes.

Valeur nutritionnelle par portion : Kcal : 319, Protéines : 41g, Glucides : 14g, Lipides : 34g

23. Asperges Douces au Parmesan

Ingrédients :

500 gr d'asperges fraîches, pointes coupées

2 oignons de taille moyenne, pelés et émincés

2 petits piments Jalapeno, tranchés

1 tasse de bouillon de légumes

¼ de tasse de jus de citron frais

1 cuillère à soupe d'extrait d'orange pur, sans sucre

5 cuillères à soupe d'huile d'olive extra vierge

1 cuillère à café de romarin séché, en poudre

Préparation :

Faites chauffer l'huile d'olive dans une grande casserole. Ajoutez les oignons et faites frire pendant 2-3 minutes, jusqu'à ce qu'ils deviennent translucides.

Mettez le piment Jalapeno, le poivre, le jus de citron, l'extrait d'orange et le romarin dans un mixeur. Ajoutez ½ tasse de bouillon de légume et battez jusqu'à obtenir un mélange homogène. Versez le mélange dans la casserole et réduisez le feu au minimum. Laissez mijoter 10 minutes.

Quand une grande partie du liquide s'est évaporé, ajoutez les asperges et le reste de bouillon. Portez à ébullition et laissez cuire jusqu'à ce que les asperges soient tendres.

Servez chaud.

Valeur nutritionnelle par portion : Kcal : 180, Protéines : 4.9g, Glucides : 7g, lipides : 41g

24. Lamelles de Légumes au Wok

Ingrédients :

500 gr de têtes de champignons, tranchés

1 poivron rouge de taille moyenne, en lamelles

1 poivron vert de taille moyenne, en lamelles

7-8 fleurons de chou-fleur

½ tasse de parmesan

7-8 choux de Bruxelles, coupés en deux

1 cuillère à soupe de sauce tomate, sans sucre

1 tomate grillée au four, grossièrement coupée

1 cuillère à café de sel

4 cuillères à soupe d'huile d'olive extra vierge

Préparation :

Lavez et coupez les champignons dans le sens de la longueur.

Dans un wok, faites chauffer l'huile à feu moyen-vif. Ajoutez le chou-fleur et les choux de Bruxelles et laissez cuire 10 minutes en remuant constamment. Puis ajoutez les lamelles de poivron, la tomate grillée, le sel, la sauce tomate et le parmesan. Remuez bien et laissez cuire 10 minutes de plus.

Enfin, ajoutez les champignons et continuez à cuire encore 5-7 minutes. Remuez et servez chaud.

Valeur nutritionnelle par portion : Kcal : 313, Protéines : 18.9g, Glucides : 14g, Lipides : 32g

25. Ragoût Pimenté de Chou-Fleur

Ingrédients :

1 kg de fleurons de chou-fleur

1 cuillère à soupe de piment moulu

1 cuillère à soupe d'huile végétale

170 gr de concentré de tomate, sans sucre

2 piments Jalapeno, en lamelles

1 grosse tomate, grossièrement coupée

1 gros oignon, pelé et émincé

1 tasse de têtes de champignons frais tranchés

¼ cuillère à soupe de sel

1 feuille de laurier

2 ½ tasses de bouillons de légumes

1 cuillère à café de thym séché

3 gousses d'ail, écrasées

Préparation :

Faites chauffer une poêle à feu vif. Mettez l'huile végétale et le chou-fleur et laissez cuire jusqu'à ce qu'il soit doré, en remuant constamment. Transférez dans une marmite profonde. Dans la même poêle, faites frire les oignons à feu moyen pendant 5 minutes.

Puis, ajoutez les piments Jalapeno, le concentré de tomate, le piment moulu, l'ail et le sel. Continuez à cuire pendant 3-4 minutes. Mettez dans la marmite.

Ajoutez les ingrédients restants et couvrez. Faites cuire à feu très doux pendant une heure.

Valeur nutritionnelle par portion : Kcal : 180, Protéines : 13g, Glucides : 25g, lipides : 8.9g

26. Tarte Crémeuse Sans Pâte aux Epinards

Ingrédients :

250 gr d'épinards frais, hachés

4 œufs entiers

½ tasse de lait de coco

50 gr de féta émiettée

¼ cde tasse de parmesan râpé

½ tasse de mozzarella émiettée

3 cuillères à soupe d'huile végétale

1 cuillère à café de sel

½ cuillère à café de poivre noir

Préparation :

Préchauffez le four à 180°C. Graissez légèrement un moule avec l'huile végétale et réservez.

Battez rapidement les œufs au mixeur. Intégrez progressivement le lait et battez bien. Ajoutez le parmesan et continuez à battre jusqu'à ce que les ingrédients soient tous intégrés. Réservez.

Mettez les épinards hachés dans le moule graissé et ajoutez la féta émiettée. Versez le mélange à base d'œufs et recouvrez complètement les autres ingrédients.

Laissez cuire environ 40-45 minutes, jusqu'à ce que le fromage soit fondu et légèrement gratiné.

Retirez du four et laissez refroidir 10-15 minutes avant de servir.

Valeur nutritionnelle par portion : Kcal : 190, Protéines : 15g, Glucides : 8g, Lipides : 20g

27. Mâche au Chèvre Frais et aux Tomates

Ingrédients :

5 tomates cerises, entières

Une poignée d'olives noires

1 oignon de taille moyenne, pelé et émincé

100 gr de chèvre frais

2 radis, en lamelles

100 gr de mâche

2 cuillères à soupe de jus de citron fraîchement pressé

3 cuillères à soupe d'huile d'olive extra vierge

Une pincée de sel

Préparation :

Mettez les légumes dans un saladier. Ajoutez l'huile d'olive, le fromage de chèvre, le jus de citron et une pincée de sel. Mélangez.

Valeur nutritionnelle par portion : Kcal : 225, Protéines : 18.5g, Glucides : 10g, Lipides : 35g

28. Têtes de Champignons au Fromage

Ingrédients :

2 petites courgettes, tranchées dans le sens de la longueur

½ tasse de fromage frais (type "cottage")

1 tasse de mâche

1 tasses de tomates cerises

½ tasse de têtes de champignons, en lamelles

1 cuillère à café de sel

½ cuillère à café de poivre noir fraîchement moulu

2 cuillères à soupe d'huile d'olive

Préparation :

Lavez et séchez les courgettes en les épongeant avec du papier absorbant. Coupez dans le sens de la longueur.

Graissez un grill avec un peu d'huile d'olive. Faites griller les courgettes à feu moyen-vif pendant 3-4 minutes de chaque côté, retirez du feu et laissez refroidir un instant.

Pendant ce temps, mettez les champignons sur le grill et laissez cuire jusqu'à évaporation complète du liquide. Retirez du feu et laissez refroidir un instant.

Mettez la mâche, le fromage frais et les tomates cerises dans un saladier. Ajoutez les courgettes grillées, les champignons et assaisonnez de sel et poivre. Mélangez et servez.

Valeur nutritionnelle par portion : Kcal : 220, Protéines : 27g, Glucides : 14g, Lipides : 24g

29. Rolls Végétariens au Chou

Ingrédients :

500 gr de feuilles de chou frais

3 gros œufs

½ tasse de chou-fleur, précuit et finement coupé

1 tomate de taille moyenne

1 cuillère à soupe de persil frais, haché

Une pincée de sel

Une pincée de poivre noir, moulu

5 cuillères à soupe d'huile d'olive

Préparation :

Placez délicatement les œufs dans une casserole. Couvrez avec de l'eau et portez à ébullition. Laissez cuire 10 minutes. Retirez du feu, laissez refroidir un instant et enlevez la coquille. Mettez-les dans un petit saladier, et écrasez-les avec une fourchette. Réservez.

Lavez, pelez et coupez finement les tomates. Mettez-les dans un saladier. Mélangez-les aux œufs, au chou-fleur, au persil, sel et poivre. Ajoutez deux cuillères à soupe d'huile d'olive. Puis, mettez environ deux cuillères à soupe de cette préparation au milieu de chaque feuille de chou. Roulez en repliant bien les extrémités.

Enfin, ajoutez le reste d'huile d'olive dans une casserole profonde. Placez délicatement les rolls à l'intérieur et ajoutez une tasse d'eau Couvrez et laissez cuire environ 20 minutes.

Valeur nutritionnelle par portion : Kcal : 240, Protéines : 29g, Glucides : 27g, Lipides : 42g

30. Salade de Brocolis Coleslow

Ingrédients :

1 sachet de 350 gr de salade de brocolis

½ tasse de choux de Bruxelles coupés en deux

½ tasse de chou-fleur, coupé

Une poignée de chou frisé finement haché

3 cuillères à soupe d'huile de sésame

1 cuillère à café de gingembre, râpé

½ cuillère à café de sel

¼ tasse de yaourt au lait de chèvre

Préparation :

Faites chauffer l'huile dans une grande poêle. Ajoutez les choux de Bruxelles et le chou-fleur en morceaux. Laissez cuire 10-15 minutes, en remuant constamment.

Ajoutez la salade de brocolis, le gingembre râpé, le sel et le chou frisé. Ajoutez environ ¼ de tasse d'eau et continuez à faire cuire pendant encore 10 minutes. Lorsque l'eau s'est complètement évaporée, ajoutez le yaourt et retirez du feu.

Servez chaud.

Valeur nutritionnelle par portion : Kcal : 214, Protéines : 9g, Glucides : 13g, Lipides : 15g

31. Kebab Végétarien

Ingrédients :

500 gr de fleurons de chou-fleur, coupés en deux

2 gros oignons, râpés

5 cuillères à soupe d'huile d'olive extra vierge

½ cuillère à café de poivre rouge, écrasé

½ cuillère à café d'origan séché

Une pincée de sel

Une pincée de poivre noir moulu

1 cuillère à soupe de sauce tomate

2 tasses d'eau tiède

1 grosse tomate, coupée en dés

½ cuillère à café de poivre vert, écrasé

1 tasse de yaourt nature, ou de crème

Préparation :

Tout d'abord, mettez les oignons dans un mixeur et battez jusqu'à obtenir une pâte lisse. Transférez le liquide dans un saladier, et enlevez la pulpe.

Coupez les fleurons de chou-fleur en petits morceaux.

Mélangez les épices à deux cuillères à soupe d'huile d'olive et ajoutez les oignons. Mélangez bien. Puis ajoutez le chou-fleur et remuez de nouveau le tout. Couvrez et réservez.

Ensuite faites chauffer le reste d'huile d'olive à feu moyen. Ajoutez la sauce tomate et remuez bien. Si vous aimez la nourriture épicée, vous pouvez ajouter une pincée de piment en poudre, mais ceci est optionnel. Ajoutez l'eau, le sel, et laissez mijoter à feu doux quelques minutes. Retirez du feu et réservez.

Pendant ce temps, faites chauffer 2 cuillères à soupe d'huile végétale et ajoutez le chou-fleur. Faites dorer environ 10 minutes. Puis ajoutez la sauce tomate et les oignons. Remuez bien et laissez cuire 5 minutes de plus. Réservez.

Mettez le chou-fleur sur un plat, recouvrez de sauce tomate et du poivre, et servez avec du yaourt ou de la crème.

Profitez !

Valeur nutritionnelle par portion : Kcal : 190, Protéines : 12g, Glucides : 21g, Lipides : 22g

32. Gazpacho Froid

Ingrédients :

500 gr de tomates fraîches, pelées et finement coupées

3 gros concombres, finement coupés

3 oignons verts, finement émincés

1 oignon rouge de taille moyenne, finement émincé

1 cuillère à soupe de concentré de tomate, sans sucre

½ cuillère à café de sel

1 cuillère à soupe de cumin moulu

Une pincée de poivre

Du persil frais, pour décorer

Préparation :

Préchauffez une poêle non adhésive à feu moyen-vif. Ajoutez les oignons et faites frire 3-4 minutes. Puis, ajoutez les tomates, le concentré de tomate, les concombres, le cumin, le sel et le poivre. Faites cuire 5 minutes de plus, jusqu'à ce que le tout soit caramélisé.

Ajoutez 3 tasses d'eau tiède, réduisez à feu très doux et laissez mijoter 15 minutes. Puis, ajoutez une autre tasse d'eau et portez à ébullition. Retirez du feu et servez avec du persil frais.

Servez froid.

Valeur nutritionnelle par portion : Kcal : 320, Protéines : 12.5g, Glucides : 70g, Lipides : 13g

33. Galettes d'Amande Douce

Ingrédients :

500 gr de fleurons de chou-fleur, en tranche

200 gr d'amandes, grillées

1 tasse de lait d'amande

1 œuf

1 cuillère à café de sel

1 cuillère à soupe de beurre d'amande

1 tasse de farine d'amande

½ tasse de persil, finement coupé

½ tasse de yaourt nature

Huile végétale

Préparation :

Mettez les fleurons de chou-fleur dans une marmite profonde. Couvrez avec de l'eau et portez à ébullition. Laissez cuire jusqu'à ce qu'ils soient tendres. Retirez du feu et mettez dans un saladier. Ajoutez une cuillère à café de sel, le lait d'amande et le beurre d'amande. Écrasez en purée. Réservez.

Hachez finement les amandes et mélangez à la purée de chou-fleur. Ajoutez la farine d'amande, l'œuf et le persil. Mélangez bien jusqu'à ce que tous les ingrédients soient intégrés. Avec vos mains, formez des galettes de 2,5cm d'épaisseur.

Préchauffez de l'huile à feu moyen-vif. Faites frire les galettes 2-3 minutes de chaque côté.

Valeur nutritionnelle par portion : Kcal : 322, Protéines : 17g, Glucides : 18g, Lipides : 28g

34. Wraps de Laitue au Fromage Crémeux

Ingrédients :

3 grandes feuilles de laitue iceberg

1 tomate de taille moyenne

½ poivron rouge, finement coupé

1 gousse d'ail, écrasée

1 cuillère à café d'origan séché

2 cuillères à soupe de fromage de chèvre râpé (peut être remplacé par un autre fromage)

1 cuillère à café d'huile d'olive extra vierge

½ cuillère à café de sel

2 cuillères à soupe de persil finement coupé

Préparation :

Mélangez les tomates, le poivron, l'ail écrasé, l'origan, l'huile d'olive, le sel et le persil dans un saladier. Placez un peu de cette préparation sur chaque feuille de laitue et roulez. Fermez à l'aide d'un cure-dent et servez.

Profitez !

Valeur nutritionnelle par portion : Kcal : 133, Protéines : 7g, Glucides : 11g, Lipides : 21g

35. Légumes Braisés à la Menthe Fraîche

Ingrédients :

85 gr d'endives fraîches, en morceaux

85 gr d'asperges sauvages, finement coupées

85 gr de bette à carde, finement coupée

Une poignée de menthe fraîche, hachée

Une poignée de roquette, en morceaux

3 gousses d'ail, écrasées

Une pincée de poivre noir fraîchement moulu

1 cuillère à café de sel

¼ de tasse de jus de citron frais

Huile d'olive

Préparation :

Remplissez une grande marmite d'eau salée et ajoutez les légumes. Portez à ébullition et laissez cuire 2-3 minutes. Retirez du feu et égouttez.

Dans une poêle de taille moyenne, faites chauffer 3 cuillères à soupe d'huile d'olive. Ajoutez l'ail écrasé et faites frire 2-3 minutes. Puis, ajoutez les légumes, le sel, le poivre et environ la moitié du jus de citron. Faites frire pendant 5 minutes.

Retirez du feu. Assaisonnez du reste de jus de citron et servez.

Valeur nutritionnelle par portion : Kcal : 55, Protéines : 4g, Glucides : 7g, Lipides : 8g

36. Caponata Chaude

Ingrédients :

200 gr de choux de Bruxelles, coupés en morceaux

1 courgette, tranchée

1 oignon de taille moyenne, pelé et émincé

2 grosses tomates fraîches, coupées grossièrement

85 gr de chou frisé, en morceaux

1 piment de taille moyenne

2 tiges de céleri

3 cuillères à soupe d'huile d'olive

1 cuillère à soupe de vinaigre de vin rouge

Une pincée de sel

1 cuillère à café de Stévia

½ cuillère à soupe de basilique, séché

Préparation :

Coupez la courgette en morceaux et assaisonnez avec du sel. Laissez reposer 5 minutes et rincez bien.

Pendant ce temps, faites chauffer l'huile d'olive à feu moyen. Ajoutez les oignons et faites frire 2-3 minutes. Puis, ajoutez le céleri, le basilique, le Stévia, le sel, le vinaigre et les tomates. Laissez cuire deux minutes de plus.

Transférez dans une marmite profonde et ajoutez les autres ingrédients. Ajoutez une tasse d'eau et laissez cuire environ 20 minutes à feu vif.

Valeur nutritionnelle par portion : Kcal : 160, Protéines : 11g, Glucides : 28g, Lipides : 9g

37. Manicotti Crémeux

Ingrédients :

5 crêpes

¼ de tasse d'huile de coco

85 gr de farine de coco

1 L de lait de coco

250 gr de ricotta

85 gr de parmesan râpé

150 gr d'épinards frais, en morceaux

Assaisonnement

Préparation :

Préchauffez le four à 180°C.

Portez l'huile de coco, la farine de coco et le lait à ébullition, en remuant constamment, jusqu'à ce que le mélange épaississe. Mettez la sauce dans un saladier et mélangez avec la ricotta, le parmesan, les épinards et l'assaisonnement.

Déposez une crêpe sur le plan de travail. Mettez environ 1/5 de la préparation sur la crêpe avec une cuillère.

Roulez la crêpe et mettez-la sur une plaque. Répétez le procédé jusqu'à ce que vous ayez utilisé tous les ingrédients.

Faites cuire une dizaine de minute, retirez du four et servez.

Valeur nutritionnelle par portion : Kcal : 500, Protéines : 31g, Glucides : 11.5g, Lipides : 50g

38. Soupe de Tomates Douce

Ingrédients :

50 gr de tomates, pelées et grossièrement coupées

Une pincée de poivre noir moulu

1 cuillère à soupe de céleri, finement coupé

1 oignon, coupé en dés

1 cuillère à soupe de basilique frais, haché finement

De l'eau fraiche

Préparation :

Préchauffez une poêle non adhésive à feu moyen-vif. Ajoutez les oignons, le céleri et le basilique frais. Mettez un peu de poivre et faites frire une dizaine de minutes, jusqu'à ce que les ingrédients soient caramélisés.

Ajoutez les tomates et environ ¼ de tasse d'eau. Réduisez le feu au minimum et laissez cuire 15 minutes, jusqu'à ce que les tomates soient tendres. Puis ajoutez 1 tasse d'eau et portez à ébullition. Retirez du feu et servez avec du persil frais.

Valeur nutritionnelle par portion : Kcal : 25 Protéines : 0.7g, Glucides : 4.9g, Lipides : 0.9g

39. Barres Chocolatées Protéinées

Ingrédients :

1 tasse d'amandes grillées, finement hachées

½ tasse de beurre de cacao

½ tasse d'édulcorant, en poudre

2 cuillères à soupe de graines de chia

¼ de tasse de cacao brut en poudre

3 blancs d'œufs

¼ de tasse de lait de coco

Préparation :

Mélangez les ingrédients dans un récipient et mixer pour faire une pâte. Formez des boules avec vos mains et mettez au réfrigérateur pendant 30 minutes.

Valeur nutritionnelle par portion : Kcal : 260, Protéines : 11g, Glucides : 9g, Lipides : 28g

40. Salade du Chef A Emporter

Ingrédients :

3 gros oeufs

½ concombre, tranché

1 petite tomate, grossièrement coupée

1 tasse de laitue fraîche, coupée

1 petit poivron vert, en lamelles

½ cuillère à café de sel

1 cuillère à soupe de jus de citron

3 cuillères à soupe d'huile d'olive

Préparation :

Faites cuires les oeufs (durs) pendant 10 minutes. Retirez du feu, rincez et laissez refroidir un instant. Retirez la coquille et coupez en tranches. Mettez dans un grand récipient à couvercle hermétique.

Dans ce récipient, mélangez avec les légumes. Remuez bien et assaisonez avec le sel et du jus de citron. Fermez le couvercle et vous êtes prêt.

Valeur nutritionnelle par portion : Kcal : 55, Protéines : 7g, Glucides : 2.8g, Lipides : 11.3g

41. Salade de Betteraves Super Detox

Ingrédients :

225 gr de poireau, coupé en morceau

Une poignée de betteraves

1 grosse tomate, coupée en petits morceaux

2 gousses d'ail, finement hachées

3 cuillères à soupe d'huile végétale

Quelques feuilles de menthe

½ cuillère à café de sel

½ cuillère à café de poivre noir

½ cuillère à café de poivre de Cayenne

Préparation :

Faites chauffer un peu d'huile végétale dans une grande poêle. Faites frire l'ail 2-3 minutes, jusqu'à ce qu'il soit bien doré. Puis, ajoutez le poireau, le sel, le poivre et le poivre de Cayenne. Laissez cuire 10 minute à feu moyen, en remuant constamment. Retirez du feu et placez dans un saladier.

Ajoutez la poignée de betteraves, la tomate coupée et la menthe fraîche. Mélangez bien et servez.

Valeur nutritionnelle par portion : Kcal : 133, Protéines : 2.1g, Glucides : 15g, Lipides : 15.5g

42. Smoothie Pêche Gingembre

Ingrédients :

1 tasse de lait de coco

1 cuillère à soupe d'huile de coco

1 cuillère à soupe de graines de chia

1 cuillère à café de gingembre, moulu

2 cuillères à café d'édulcorant, en poudre

1 cuillère à café d'extrait de pêche, sans sucre

Préparation :

Mélangez les ingrédients dans un Blender et mixez. Vous pouvez ajouter quelques glaçons, mais c'est optionnel. Servez bien frais.

Valeur nutritionnelle par portion : Kcal : 417, Protéines : 6g, Glucides : 10g, Lipides : 41g

43. Smoothie Cerises Avocat

Ingrédients :

½ avocat bien mûr, écrasé

1 tasse d'eau de coco, sans sucre

1 cuillère à soupe de jus de citron frais

1 cuillère à café d'édulcorant, en poudre

1 cuillère à café d'extrait de cerise, sans sucre

Préparation :

Mettez les ingrédients dans un robot et mixez. Servez bien frais.

Valeur nutritionnelle par portion : Kcal : 210, Protéines : 4.5g, Glucides : 18g, Lipides : 16g

44. Smoothie à l'Avocat Frais

Ingrédients :

½ avocat, grossièrement écrasé

1 tasse de lait de coco

1 cuillère à soupe de noix écrasées

1 cuillère à café d'extrait de vanille, sans sucre

1 cuillère à café d'édulcorant, en poudre

Une poignée de glaçons

Préparation :

Mettez les ingrédients dans un Blender et mixez à puissance maximale. Servez bien frais.

Valeur nutritionnelle par défaut : Kcal : 212, Protéines : 8g, Glucides : 12g, Lipides : 36g

45. Yaourt Coco aux Graines de Chia et Amandes

Ingrédients :

1 tasse de yaourt coco

3 cuillères à soupe de graines de chia

1 cuillère à café d'amandes grillées, finement hachées

Une cuillère à soupe de miel

Préparation :

Pour cette recette, mélangez 3 cuillères à soupe de graines de chia avec un yaourt coco, une cuillère à café d'amandes grillées et une cuillère à soupe de miel. Utilisez une fourchette ou un batteur électrique pour mélanger. Laissez refroidir au réfrigérateur.

Pour plus de goût, vous pouvez mélanger ¾ de tasse de yaourt coco avec ¼ de tasse de yaourt de riz.

Valeur nutritionnelle par portion : Kcal : 312, Protéines : 14g, Glucides : 44g, Lipides : 41g

46. Pudding Coco

Ingrédients :

2 tasses de lait de coco sans sucre ajouté (pour plus de goût, vous pouvez utiliser du lait d'amande)

¼ de tasse de flocons de coco grillés

1 cuillère à soupe de noix, finement hachées

1 cuillère à soupe de noisettes, finement hachées

1 cuillère à café de Stévia, en poudre

1 cuillère à café de cannelle, moulue

½ cuillère à soupe d'extrait de vanille sans sucre

Préparation :

Dans une casserole de taille moyenne, portez deux tasses de lait de coco à ébullition. Intégrez délicatement les flocons de coco et réduisez le feu au minimum. Laissez cuire jusqu'à ce qu'ils doublent de volume puis, ajoutez les noisettes, les noix, le Stévia, la cannelle et l'extrait de vanille.

Mélangez bien et laissez cuire 5 minutes de plus.

Retirez du feu et laissez refroidir un moment. Mettez dans un bol et placez au réfrigérateur pendant 30 minutes avant de servir.

Valeur nutritionnelle par défaut : Kcal : 193, Protéines : 3.8g, Glucides : 6g, Lipides : 12g

AUTRES TITRES DU MEME AUTEUR

70 Recettes Efficaces pour Prévenir et Traiter le Surpoids : Brûler les Graisses Rapidement grâce à un Régime Adapté et une Alimentation Intelligente

Par

Joe Correa CSN

48 Recettes pour se Débarrasser de l'Acné : Le Moyen Rapide et Naturel de Régler vos Problèmes d'Acné en Moins de 10 Jours !

Par

Joe Correa CSN

41 Recettes pour prévenir Alzheimer : Réduit ou Elimine vos Symptômes de l'Alzheimer en 30 Jours ou moins !

Par

Joe Correa CSN

70 Recettes Efficaces Contre le Cancer de Sein : Prévenez et Combattez le Cancer du Sein grâce à une Alimentation Intelligente et à des Aliments Puissants.

Par Joe Correa CSN

www.ingramcontent.com/pod-product-compliance
Lightning Source LLC
Chambersburg PA
CBHW051035030426
42336CB00015B/2879